LE GALVANISME
MÉDICAL
OU
NOUVELLE MÉTHODE D'ÉLECTRISATION

A L'USAGE DE TOUT LE MONDE

D'APRÈS LE PROCÉDÉ ET AVEC LES APPAREILS ELECTRO-GALVANIQUES **PORTATIFS**

BREVETÉS (S. G. D. G.)

De M. MOREAU

Médecin spécialiste,

Ancien chirurgien-élève des hôpitaux de la marine militaire,
Membre correspondant de plusieurs Sociétés savantes
françaises et étrangères, etc.

. . . . . . Le retour vers les idées de Galvani, l'analyse savante des mystères de l'électricité propre des animaux, tout a contribué récemment à marquer à l'électricité sa place dans l'arsenal de la médecine.

Dumas, membre de l'Institut.

(*Rapport à S. Exc. le Ministre de l'Instruction publique.*)

PROMPTE GUÉRISON

DES

PARALYSIES, DOULEURS RHUMATISMALES,

ET DE TOUTES LES AFFECTIONS DU SYSTÈME NERVEUX EN GÉNÉRAL,

Telles que : Surdités, Gastralgies, Amauroses, Épilepsie, etc., etc.

PARIS

RUE FAUBOURG-SAINT-DENIS, 185,

Et chez les principaux Libraires de la province.

1869

AVANT-PROPOS.

Cet opuscule, comme on s'en apercevra, n'est point un livre théorique à proprement dire; il n'en a point les allures magistrales. Tout au plus peut-il être considéré comme un moyen de vulgarisation et de propagande d'une méthode d'électrisation qui peut rendre de très-grands services à ceux qui souffrent, et pour le triomphe de laquelle je n'ai épargné et n'épargnerai ni peines ni argent pour la faire connaître et adopter.

Le lecteur ne devra donc pas s'étonner de ne point trouver dans cet ouvrage les expériences physiologiques sur lesquelles l'auteur s'est appuyé pour adopter la galvanisation comme méthode curative, à l'exclusion des autres moyens d'électrisation employés.

Si, parmi les lecteurs de ce travail, il s'en rencontre qui soient désireux de connaître plus amplement et les raisons et les motifs de ma préférence, je les renverrai au livre que je vais publier, et qui a pour titre : *Parallèle entre le courant électrique d'induction ou intermittent et le courant électrique continu ou galvanique, tant au point de vue physiologique qu'au point de vue de leurs effets thérapeutiques.*

Dans cet ouvrage, purement théorique et critique, les diverses méthodes d'électrisation sont exposées et jugées suivant les effets qu'elles produisent sur l'organisme, et cela par des expériences physiologiques et thérapeutiques comparatives longuement répétées, qui ne peuvent être comprises ou être attrayantes que pour l'homme de science.

Quant au livre que je publie présentement, son but est de répandre dans le monde, et dans la mesure de ses capacités, cette idée, depuis trop longtemps négligée : *que la galvanisation est la seule et rationnelle médication électrique*, et dont l'application se fait sans provoquer de douleurs ;

Et, subsidiairement, de détruire dans le public malade cette autre idée, qui a été si funeste à la propagation de l'électrisation médicale : *que toute l'électricité curative est dans l'emploi des appareils d'induction*, dont l'application est toujours si douloureuse;

Et, pour corroborer ma pensée et faire comprendre toute

la valeur que j'y attache, j'emprunterai à un médecin (1), très-compétent en cette matière, les lignes suivantes :

« Pendant plusieurs années encore, ce divertissement (2), » qui, d'ailleurs, occupe le malade et frappe les yeux mo- » mentanément, — c'est la cause de sa grande vogue : les » médecins partagent la faiblesse des autres hommes, — » cette empirique médication, dis-je, utile ou nuisible, sui- » vant le cas, sera exclusivement et absolument préférée par » les anciens à une action si manifeste au galvanomètre, » mais silencieuse comme les actes intérieurs de la vie qu'elle » influence si puissamment, en un mot au courant voltaïque » continu, permanent ou temporaire.

» Il est très-difficile de persuader au médecin que l'élec- » tricité puisse être, au lieu d'un *excitant*, un *calmant*, parce » que les petites boîtes ne peuvent, en effet, donner que de l'ex- » citation, et que médecins, professeurs et public ne connais- » sant que la secousse (3), ignorent le travail de la pile. Et » la secousse, il la faut violente. Il y a huit jours, un praticien » m'a retiré *une paraplégique parce que je ne la secouais pas* » *assez!!!* »

Voilà, en effet, où en est le monde au sujet de l'électrisation médicale. Il ne connaît que les secousses que donnent les appareils électriques d'induction ; et ces *secousses*, il les faut fortes, violentes, car, d'après le *préjugé*, c'est dans leur violence même que consiste toutes les propriétés médicales et curatives de l'électricité.

Travailler à sortir de cette funeste erreur malades et médecins, et à ramener les idées à de plus saines appréciations des effets curatifs qu'on peut obtenir en employant l'électricité par d'autres moyens que ceux mis en usage, et qui ont la vogue, c'est donc travailler dans leur intérêt.

Puisse cette pensée pénétrer dans l'esprit de tous les lecteurs sous les yeux desquels passeront ces lignes, et y fructifier autant que le désire leur auteur, et il aura atteint son but.

(1) Hiffelsheim, *Des applications médicales de la pile de Volta*, p. 63. — Hiffelsheim, médecin distingué, attaché au service des aliénés à l'hospice de la Salpêtrière à Paris, employait avec les plus grands succès les applications du courant électrique continu, dit *galvanique*, dans le traitement de l'aliénation mentale. La mort, en le frappant, a enlevé à la *méth de d'électrisation galvanique* l'un de ses adeptes les plus fervents et les plus convaincus. Il laisse plusieurs mémoires pleins d'aperçus ingénieux, qui montrent par quels travaux sérieux il est arrivé à étayer ses convictions sur la valeur du *galvanisme* comme moyen curatif.

(2) Il qualifie ainsi l'espèce de gymnastique qu'on fait éprouver aux malades en leur appliquant le courant électrique avec les appareils d'induction.

(3) Effet que produisent les applications du courant électrique fourni par les appareils électriques d'induction.

GALVANISME MÉDICAL

OU

NOUVELLE MÉTHODE D'ÉLECTRISATION

Considérations sur l'Électricité médicale et sur les appareils qu'elle nécessite dans son emploi comme moyen curatif des Paralysies, des Maladies Chroniques, Rhumatismales, Nerveuses, telles que Gastralgie, Névralgie de la face, Surdité, Epylepsie, Amaurose, etc., etc.

Parmi les grandes questions scientifiques qui agitent le monde savant en général, et le corps médical en particulier, il en est une qui, jusque dans ces derniers temps, a eu le privilége de passionner les hommes de science et toutes les classes de la société indistinctement.

Nous voulons parler de l'électricité et de ses applications multiples.

Tous les arts, toutes les sciences ont cherché et cherchent journellement dans cet agent mystérieux la solution de bien des problèmes que le temps et la marche ordinaire des connaissances humaines laissent encore dans l'ombre. Aussi ce *consensus omnium* donne-t-il, en quelque sorte, tout autant la mesure de ce qu'on attend de l'électricité que de ce qu'elle est appelée à produire dans l'avenir.

La médecine a, comme les autres sciences, demandé à cette sibylle puissante des temps modernes plus d'une solution aux énigmes trop nombreuses qu'elle renferme, et, par les travaux de quelques médecins, l'électrisation médicale a pris un développement tel, que *ni la mode ni le caprice ne sauraient la faire descendre du rang élevé qu'elle occupe*, au dire du célèbre médecin électricien Duchène, de Boulogne.

Il ne faudrait cependant pas conclure de cette citation que l'électricité médicale est généralement connue et admise, tant en principe qu'en fait ; il s'en faut de beaucoup qu'il en soit ainsi.

Si ce moyen curatif est déjà peu employé par le monde médical, il l'est encore moins par le monde des malades, qui a le plus grand besoin de le connaître.

A quoi peut-on attribuer cette espèce de tiédeur, de négligence même, à l'égard d'une médication *si utile ?*

Il y a à cela plusieurs causes que nous indiquerons dans le courant de cet ouvrage.

Mais avant d'aborder à ce point de vue les questions si intéressantes qui font l'objet de mon travail, je crois utile d'exposer d'une manière rapide et concise quelques considérations générales sur l'électricité médicale. Cette digression, nécessaire du reste, en fera mieux saisir toute l'importance scientifique.

Quand Galvani et Volta eurent été mis si inopinément sur la voie d'une des plus grandes découvertes des temps modernes, ils étaient bien loin de supposer toutes les déductions et toutes les applications qui en sortiraient. Aussi grande qu'on puisse se figurer leur intuition, celle de Galvani surtout, puisque c'est lui qui, le premier, voulut voir dans le fluide nouveau quelque chose d'analogue au fluide nerveux, il n'est guère possible d'admettre qu'il ait entrevu tout le parti qu'on tirerait de ses vues scientifiques pour le traitement des *maladies nerveuses* en particulier, maladies protéiformes s'il en fut, si tenaces, si désespérantes pour le médecin comme pour le malade, et contre lesquelles viennent toujours échouer les médications les plus savamment et les plus intelligemment administrées.

Comme il arrive toujours pour toutes les grandes découvertes, il a fallu la sanction d'une longue période consacrée à l'expérimentation, pour qu'on pût tirer de cette idée nouvelle des résultats dignes des séduisantes promesses qui signalèrent son entrée dans le monde scientifique. Sans qu'ils s'en rendissent bien compte, ces deux grands physiciens avaient doté le monde médical d'un agent curatif de plus, mais surtout d'un agent d'une efficacité puissante, réelle, incontestable ; et les travaux de leurs continuateurs, dans cet ordre d'idées, ont mieux mis en évidence, mieux spécifié, mieux fait connaître sa valeur.

De la coordination des divers travaux scientifiques, sur cette matière, de MM. Fabré-Palaprat, Giacomi, Matteucci, Remack, Harris, Van Holsbeck, Dropsy, Hiffelsheim, Becquerel, Duchène, de Boulogne, Nivelet, etc., etc., il est résulté que le monde savant est en possession de documents précieux à l'aide desquels on peut établir en principe que :

L'électricité est le spécifique des maladies nerveuses.

Mais cette précieuse acquisition, cette affirmation indiscutable, aussi élémentaire aujourd'hui que la plus vulgaire des vérités, est à peine connue d'une minorité.

Pourquoi ? Parce que peu de médecins ont cherché à vulgariser ce moyen curatif en le faisant connaître par son côté le plus usuel, le plus pratique. C'est précisément le but que poursuit l'auteur de ce travail.

En effet, l'électricité est-elle réellement douée de propriétés curatives ? En d'autres termes, l'électricité est-elle véritablement susceptible de guérir certaines maladies ?

Telles sont les questions que se sont adressées plus d'une personne intelligente, sans que pour beaucoup ce *desideratum* ait reçu une solution logique, rationnelle, qui puisse les éclairer sérieusement sur la valeur de cet agent nouveau comme médicament.

Plusieurs ont cru voir dans la préconisation de ce moyen curatif un engouement de mode, comme il en existe de trop nombreux exemples en médecine ; quelques-uns, plus sceptiques, ont ri de cet agent dont *la puissance mystérieuse était tout au plus bonne à contenter les faibles d'esprit* ; d'autres, enfin, ont vu dans cette force médicatrice nouvelle un moyen qui pouvait donner de bons résultats dans des cas morbides parfaitement spécifiés, mais pour son application rien de sérieux, rien de scientifique, rien de médicalement pratique n'était parvenu à leur connaissance.

De cette divergence d'opinion, conséquence d'un manque presque absolu d'éléments nécessaires pour s'éclairer sur cette matière si intéressante, il est résulté, comme toujours, que, pour beaucoup de gens, à la campagne surtout, l'électrisation médicale est complètement inconnue, et le plus souvent de ceux-là mêmes qui en auraient le plus besoin pour guérir.

En publiant cet ouvrage, son auteur, éclairé par une longue et laborieuse pratique de l'électrisation médicale, convaincu par des études patientes et complètes, désire le plus possible faire passer sa conviction parmi les plus incrédules, et faire cesser un état de choses si préjudiciable à ceux qui, certainement, trouveraient dans l'emploi de ce moyen curatif le soulagement et la guérison de leurs souffrances Il pense, en agissant ainsi, donner à tous la possibilité de voir, d'expérimenter et de juger par eux-mêmes, et de se former une opinion claire, précise et raisonnée de ce moyen curatif, qui réussit si bien quand toutes les médications rationnelles ont été vainement employées.

Nous avons dit plus haut que nous nous proposions d'indiquer quelques-unes des causes qui ont empêché, jusqu'à ce jour, la propagation de l'électrisation dans le monde des malades; nous pensons que c'est ici le moment d'en parler.

A notre avis, ces causes nombreuses peuvent être rangées dans deux grandes catégories :

1° Celles qui dépendent des moyens défectueux à l'aide desquels on a voulu initier le public souffrant aux bienfaits de l'électricité médicale ;

2° Celles qui, avec des moyens meilleurs et plus consciencieusement mis à la portée des malades, ont amené des résultats satisfaisants, mais en trop petite quantité, et toujours au grand détriment de la sensibilité des patients.

Dans la première catégorie, on doit ranger toutes ces farces sans nom qui avaient pour théâtres les champs de foire, pour acteurs des saltimbanques, et pour appâts offerts à la crédulité publique des *réunions informes d'anneaux métalliques*, désignées sous le nom de *chaînes galvaniques*.

O Galvani ! pouvais-tu t'attendre à pareille profanation de ta belle découverte?

Que pouvaient produire ces chaînes? Quel est le malade assez dépourvu de connaissances physiques pour penser trouver la plus minime production d'électricité dans ce fouillis métallique, assemblé sans méthode, sans la plus petite notion des rapports scientifiques qui doivent exister entre les éléments d'une pile galvanique? Et cependant voilà des instruments qui se sont vendus par millions. Qu'y a-t-il d'étonnant qu'après ces turlupinades l'électrisation médicale soit discréditée dans l'esprit des masses?

Dans la seconde catégorie, nous placerons tous les appareils électriques médicaux scientifiquement construits, mais d'une application compliquée, enchevêtrée, difficile, pouvant seuls être manœuvrés par l'homme de l'art.

Ces appareils, d'une application difficultueuse qui en éloigne les malades, joignent un autre défaut radical : ils *procurent une douleur aiguë* et *des sensations désagréables* qui en font rejeter l'emploi par tous les malades.

Ainsi le public était jusqu'ici éloigné de l'électrisation médicale par l'usage ridicule des *chaînes galvaniques*, qui l'ont fait considérer comme un moyen de traitement impuissant et entaché de charlatanisme ;

Ou bien par l'emploi obligé d'appareils désagréables, repoussants et douloureux, dits d'*induction*.

Etrange destinée que celle de l'électrisation médicale! ou méconnue, ou ignorée, ou défigurée par des procédés barbares !

Et pourtant sa valeur médicale est indiscutable !

Moyen curatif certain, incontestable; scientifiquement reconnu et préconisé comme spécifique, en quelque sorte, des maladies nerveuses en particulier, il est cependant ou ignoré ou rejeté par les malades, et cela parce que les saltimbanques l'ont rendu ridicule, et, en second lieu, parce que le corps médical n'a pas cru devoir étudier suffisamment les moyens d'en rendre l'application simple et facile, même pour le malade seul.

En pharmacie on est plus conséquent que cela.

Tel médicament a-t-il un goût désagréable, vite on s'ingénie à lui trouver une forme, une enveloppe qui en masque la saveur déplaisante pour que le malade ne s'en éloigne pas.

L'expérience et le raisonnement auraient dû guider les médecins électriciens dans une voie analogue. Obtenir d'un appareil électrique une guérison simple et facile était le but proposé et non rempli jusqu'ici : l'ai-je atteint plus complétement que mes devanciers? Je le crois et je l'espère

Mais ne sortons pas encore de l'ordre d'idées que nous nous sommes fixé, et n'oublions pas qu'après la critique des moyens (négatifs, selons nous) employés pour vulgariser l'électricité médicale, nous devons faire connaître au public les moyens utiles destinés à la réhabiliter.

Ces moyens sont de deux sortes :

1° Exposition d'une méthode simple et facile d'électrisation mise à la portée de toutes les intelligences, n'exigeant dans ses applications ni savoir, ni soins, ni patience, application qu'on peut confier à un enfant, tant son innocuité est certaine et évidente ;

2° Mettre sous les yeux des intéressés un recueil complet, authentique des guérisons obtenues par l'emploi de cette méthode.

Arrivé à ce point de la question, il semblerait que je dusse immédiatement exposer les principes sur lesquels je m'appuie et en tirer les conséquences qui doivent en être déduites.

Mais, préoccupé avant toutes choses de faire passer dans l'esprit du lecteur les convictions qui m'animent et d'en faire ressortir toute l'importance, je crois qu'il est d'une incontestable utilité de faire une exposition sommaire des données et des faits scientifiques qui ont cours dans le monde médical à ce sujet. Cette petite digression dans le domaine de la science doit servir, dans ma pensée, à initier le lecteur sur la valeur de l'électricité comme moyen curatif ; elle est ici à sa place.

On se sert en médecine de trois espèces d'électricité (1) :

1° De l'électricité de frottements ;

2° De l'électricité d'*induction*, ou courant électrique intermittent ;

3° De l'électricité par courant continu, dit galvanique, ou *galvanisme*.

De la première, je ne m'en occuperai point, parce qu'elle est à peu près généralement délaissée (2).

Des deux autres, au contraire, j'en dirai ce qu'il faut que j'en dise dans un parallèle qui établit la différence qui existe entre elles, tant au point de vue de leurs effets curatifs qu'au point de vue des difficultés ou des facilités d'application qu'elles opposent ou donnent dans la pratique médicale.

De ce rapprochement, le lecteur pourra lui-même juger de la valeur et de l'opportunité de la conclusion qui en découlera forcément, et il comprendra les motifs scientifiques par lesquels j'ai été amené à donner la préférence à l'une plutôt qu'à l'autre, et enfin les raisons particulièrement sérieuses qui militent en faveur de l'emploi médical et pratique de celle que je préconise depuis que mes piles galvaniques l'ont mise à la portée de toutes les intelligences et de toutes les bourses.

Dès l'origine des premiers essais qui furent tentés pour introduire l'électricité dans le domaine médical, on reconnut les ressources infinies qu'offrait au médecin cet agent mystérieux, alors même qu'on n'avait à sa disposition que les machines à frottements, reléguées aujourd'hui dans les cabinets de physique, ou bien les immenses piles voltaïques, d'un usage si difficile, si désagréable, et en même temps si coûteuses et si embarrassantes, qui donnaient le courant électrique continu dit *galvanique*.

(1) En physique, l'on n'admet que deux espèces d'électricité :
L'électricité de *frottements* et l'électricité *dynamique*, qui s'appelle aussi électricité de *contact*. C'est cette dernière que les médecins électriciens divisent en électricité d'*induction* et en électricité *galvanique*, ou galvanisme.

(2) C'est un tort ; car l'emploi de cette espèce d'électricité est indispensable pour le traitement de certaines affections déterminées. Mais les machines qu'elle nécessite, par leur volume, les difficultés d'opérer qu'elles opposent, — parce que, obligatoirement, elles sont à demeure dans le cabinet du médecin, — et une foule d'autres raisons qu'il serait trop long d'énumérer, seront toujours et forcément des motifs suffisants pour qu'on néglige cette espèce d'électricité, que j'ai eu occasion d'employer dans mon cabinet, et que j'emploie encore avec les plus grands succès, — d'après un mode d'application qui m'est personnel, — quand les malades peuvent se transporter chez moi. Cette espèce d'électricité est donc, par cela même, forcément et essentiellement de l'électricité de cabinet, contrairement aux deux autres espèces, qui, elles, peuvent être administrées les malades étant au lit.

Telles qu'elles étaient, on se servait de ces piles, n'en ayant pas d'autres. Et parmi elles, je dois indiquer celles de Cruiksank, de Wollaston, de Bunsen, etc., qu'on a été obligé d'abandonner, parce qu'elles sont difficilement applicables dans la pratique, soit à cause des acides qu'elles nécessitent, soit à cause de leur volume trop considérable, soit enfin à cause de la calorification qu'elles développent, et peut-être pour tous ces défauts réunis, qui en faisaient des instruments défectueux.

Quoi qu'il en soit, je ne tiens pas moins à établir ce fait, qui ressort d'une manière bien évidente de la citation que je vais faire plus bas : c'est que l'électricité galvanique dite courant continu prit, dès son apparition, une place très-importante dans l'arsenal de la médecine, et que, de tout temps, depuis que l'électricité est appliquée à la médecine, le galvanisme a été considéré comme bien supérieur dans ses effets aux autres modes ou moyens d'électrisation médicale.

D'après M. Dumocel, page 375, 3e volume de son livre : *Exposé de l'application de l'Électricité* :

« S'il faut s'en rapporter aux nombreuses expériences faites par MM. Humboldt, Aldini, Labaume, Fabré-Palaprat, Ritter, Bichoff, Majon, Rossi, Grapengiesser, Baudelocque, Bermundi, Pravaz, Le Roy d'Etiole, Andrieux, Fozembas, Matteuci, Prevost et Dumas, Récamier, Tavignot, etc., etc., la galvanisation aurait sur les êtres animés et dans son application aux maladies des effets analogues à ceux de l'électricité et *une efficacité généralement plus décisive*. »

Si de ce fait-là, et si de l'honorabilité scientifique de tels noms, il ne ressort pas clairement que le *galvanisme* ou emploi du courant électrique continu, appliqué à la médecine, *est supérieur à tout autre moyen d'électrisation*, je pourrais plus bas faire d'autres citations puisées chez les adversaires du courant électrique continu dit galvanique, qui les confirmeront, pour ainsi dire, si ma citation avait besoin de ces aveux des adversaires du galvanisme pour devenir plus probante encore.

Mais, va-t-on me dire, si le galvanisme est supérieur à tout autre mode d'électrisation ; si sa valeur thérapeutique l'emporte sur tous les autres moyens mis en usage, pourquoi est-il si peu employé ? pourquoi est-il, en quelque sorte, délaissé par le monde médical actuel ?

A cela il y a deux raisons qui paraissent sérieuses, mais qui perdent beaucoup de leur valeur, si l'on veut examiner le fond de la question.

La première tient à la défectuosité des instruments employés.

La seconde tient à ce fait bien minime, mais qui cependant a amené une réaction défavorable contre le galvanisme : — nous voulons parler de la calorification que développe le courant électrique continu, — réaction qui a donné naissance à l'idée d'employer en médecine les appareils électriques d'*induction*, c'est-à-dire des appareils qui fournissent le *courant électrique intermittent*. Je dirai plus bas comment les choses se sont passées.

Une fois en possession de ces appareils d'induction, qui semblaient de prime abord avoir résolu et levé toutes les difficultés d'application de l'électricité à la médecine, l'imagination, passablement exaltée de leurs auteurs et de leurs prôneurs aidant, on s'est mis à battre en brèche le galvanisme. On a grandi à plaisir, et aussi d'une manière quelque peu intéressée, les défauts des appareils galvaniques pour en faire le galvanisme solidaire ; et, s'appuyant sur quelques faits nouveaux en physiologie, obtenus par l'emploi des appareils d'induction, on a cru enterrer à tout jamais le galvanisme.

Mais il y avait là une erreur matérielle trop évidente et en même temps trop choquante pour qu'elle pût longtemps abuser les esprits clairvoyants, amis de la lumière, qui peuvent bien se laisser aller un moment à l'influence qu'exerce le prestige de la nouveauté, mais qui reviennent dans la bonne voie quand les heures d'exaltation et d'enthousiasme sont passées.

Ceci n'était et ne devait être qu'une surprise, qui s'explique facilement quand on sait comment les choses se sont passées, et surtout quand on n'a pas perdu de vue les défectuosités qu'opposaient les piles d'alors aux applications du galvanisme.

Voici du reste comment ce revirement s'est fait contre le galvanisme :

La découverte des phénomènes qui se passent sous l'influence d'un courant électrique induit, et la possibilité qui fut acquise plus tard de multiplier la force initiale de ce même courant induit à l'aide d'instruments construits en vue de cet accroissement, donna naissance, comme je l'ai dit plus haut, à l'idée d'appliquer à la médecine l'espèce d'électricité fournie par les appareils d'induction.

On trouvait, du reste, dans l'emploi de ces appareils, satisfaction à ce désir qui s'était souvent manifesté : *avoir des appareils électriques petits, facilement applicables et portatifs.* La réaction contre le galvanisme trouvait donc dans la création de ces appareils l'instrument qui devait la servir. Aussi elle ne s'en fit pas faute : elle les adopta avec empressement et les patronna.

Et quand, plus tard, le retentissement fut donné aux expériences physiologiques faites à l'aide de ces instruments, et à celui qui résulta de la présentation de ces expériences à l'Académie de médecine par leurs auteurs, on comprendra facilement la vogue que durent prendre alors les appareils qui produisaient ces phénomènes, et qui s'appuyaient, pour ainsi dire, sur le haut patronage de la docte Assemblée.

Dans l'effervescence d'un tel succès, on perdit de vue les effets *purement physiologiques* obtenus, et on se lança dans le domaine bien vague des probabilités, qui donna naissance à l'idée de faire ou de bâtir une science toute d'une pièce, comme si cela était possible. Sous l'influence d'un enthousiasme qui n'avait plus de bornes, les créateurs et les prôneurs des appareils d'indution mirent en ordre une assez longue série de phénomènes, dans lesquels ils ont cru voir les effets thérapeutiques de l'électricité, tandis qu'ils n'en avaient que le mirage, et ils ont décoré ces travaux-là du nom pompeux d'électrothérapie. Ils ont même donné à leur méthode d'électrisation un nom particulier qui n'a qu'un mérite : c'est d'être la négation même des effets les plus essentiels, les plus *caractéristiques* de l'électricité sur l'organisme.

Et quand on analyse le fond de cette prétendue doctrine, née d'expériences mal comprises, il ressort que l'électricité ne serait en définitive qu'un moyen d'excitation dont les effets sont analogues à ceux produits par les *ventouses*, les *rubéfiants*, les *vésicants*, les *cautères*, etc., etc.; ou bien, — ce qu'ils se gardent bien de dire, quoique cela ressorte de toutes leurs expériences de la manière la plus évidente, — *l'électricité médicale ne serait,* — avec l'emploi de leurs appareils d'induction, — *qu'un moyen ou un instrument particulier de gymnastique perfectionnée.* Ce serait là tout son mérite

Etrange conclusion quand on connaît les effets curatifs du galvanisme cités par les Fabré-Palaprat, les Matteuci, les Récamier, les Andral, etc., etc.

Et le monde médical s'est cru obligé de prendre pour guides dans ses essais d'électrisation médicale les créateurs et les prôneurs des appareils *électriques d'induction*, et beaucoup de personnes, dans le monde des malades, ont suivi la même voie, parce que leurs noms et leurs expériences avaient eu du retentissement. Chaque médecin, ami du progrès scientifique professionnel, a voulu, lui aussi, posséder un des appareils avec lesquels tant de belles et merveilleuses cures pouvaient s'obtenir!!! Il n'y avait qu'à en connaître le manuel opératoire, — ce qui n'était pas bien long à apprendre, — et dès lors on pouvait, avec la rapidité de l'éclair, produire les effets curatifs les plus extraordinaires.

Combien de déceptions ont produit de telles illusions?... Hélas! autant que d'acquisitions d'appareils, ou peu s'en faut!!! Pourquoi ?

Parce que l'électricité produite par les appareils d'*induction* n'est point l'électricité véritablement médicale, et que son application comme moyen thérapeutique ne peut être et ne doit être faite qu'*exceptionnellement*, pour un nombre de cas morbides très-rares, très-limités.

Tandis que le galvanisme, ou application du courant électrique continu, est, au contraire, la seule, l'unique électricité véritablement médicale, et dont les effets thérapeutiques remplissent le but qu'on se propose, quand on a à traiter une maladie où l'électricité est utilement applicable, — quand elle est nécessaire, en un mot.

Cela dit et bien compris, le lecteur doit entrevoir déjà les motifs qui m'ont fait donner la préférence au *galvanisme* plutôt qu'à *l'électricité d'induction*, pour les applications de l'électricité comme moyen curatif.

Ce n'est point de parti pris et par esprit systématique que j'ai été amené à cette préférence.

C'est par une étude consciencieuse, raisonnée et profonde de la question, que je suis arrivé à ce résultat.

Est-ce que cela pouvait se faire autrement ? est-ce que cela pouvait se produire sans travaux sérieux, sans examens longuement et minutieusement faits, sans expériences comparatives multipliées? Evidemment non. On ne peut arriver ainsi d'un seul bond, de prime saut, à se mettre en contradiction avec les idées qui ont cours.

Du reste, en continuant, le lecteur trouvera, je pense, de quoi le fixer à cet égard.

Certes en adoptant le galvanisme comme moyen d'électrisation médicale pour en faire la base de ma méthode, je ne me suis point fait illusion à ce point de croire que tout était pour le mieux dans l'emploi de cette espèce d'électricité.

Il m'a fallu constater bien des lacunes et de dures vérité, qui avaient si bien servi les adversaires du galvanisme pour le déprécier. Ces vérités, les voici :

Les piles dont on a été forcé de se servir jusqu'ici pour avoir de l'électricité galvanique sont difficilement applicables dans la pratique ; les acides qu'elles nécessitent, leur volume trop considérable, la grande calorification qu'elles développent sont des défectuosités capitales.

Ces défectuosités, je les ai d'abord acceptées comme des conséquences forcées de l'emploi du galvanisme ; j'ai été obligé de me servir de ces instruments défectueux contre lesquels mon intelligence protestait bien, mais n'ayant à ma disposition rien de plus parfait, rien de mieux approprié pour le moment présent, je m'en servais en en attendant de meilleurs. Et je tiens à bien établir ce fait essentiel, qui me met complétement en dehors de la coterie qui repousse le galvanisme : Dans ma longue et laborieuse pratique, il ne m'est jamais venu à la pensée de faire le galvanisme solidaire des défauts que présentaient les piles dont on était forcé de se servir, quand on voulait employer ce mode d'électrisation.

Et, conséquent avec mes convictions, qui se sont de plus en plus accentuées par ma pratique et par tout ce que j'ai vu faire dans le monde médical sous le nom d'électrothérapie, ce qui, pour moi, n'était que l'ombre de l'électrisation médicale, je me suis ingénié à trouver des modifications aux instruments employés, pensant avec quelque raison que ce mieux obtenu rejaillirait sur l'emploi du galvanisme médical, et qu'il servirait, en quelque sorte, à sa réhabilitation pratique.

Ai-je réussi? J'ai de bonnes raisons pour le croire.

Connaissant à fond les vices radicaux des appareils galvaniques employés, je me suis étudié à les faire disparaître.

A ce travail intellectuel et manuel, incessant et rebutant, j'en connais plus d'un qui se serait lassé bien vite, car il a été plus long et plus fatigant qu'on pourrait se l'imaginer.

Que d'essais infructueux, que d'espérances déçues, que d'angoisses endurées quand l'expérience venait détruire tout l'échafaudage si péniblement édifié sur un terrain neuf et inexploré, et quand je me voyais revenu à mon point de départ!

Il n'y a guère que ceux qui ont travaillé au triomphe d'une idée, et qui y ont consacré leurs veilles et toute leur énergie, pour comprendre ce que toutes ces petites choses m'ont coûté de labeurs.

Le travail, les ennuis ne sont comptés pour rien, quand on parvient à son but. Peines et soucis sont donc oubliés, puisque j'ai atteint ce but si ardemment cherché.

Aujourd'hui je puis dire avec la satisfaction que donne la pensée d'avoir rendu un véritable service au monde des malades : Il n'y a plus de raisons à alléguer pour préférer l'*électricité d'induction* au *galvanisme* dans l'emploi de l'électricité en médecine.

Mes piles (1) lèvent toutes les difficultés qui existaient naguère pour l'usage médical du galvanisme. Je n'anticiperai pas cependant sur ce que j'ai encore à dire, me réservant de revenir plus tard sur ce sujet.

Jusqu'ici j'ai cru convenable de m'abriter sous le patronage d'hommes compétents pour parler des deux modes d'électrisation, et c'est plutôt les divers résumés de leurs opinions qui ont été émis que les miennes propres.

Maintenant, si l'on me demande de m'expliquer plus clairement sur l'électricité d'induction et sur le galvanisme, et de donner les motifs qui me font donner la préférence à ce dernier mode d'électrisation, je répondrais : que l'électricité d'induction, à part les sensations désagréables qu'elle fait éprouver, la douleur aiguë qu'elle occasionne dans son application, qui en fait rejeter l'emploi par tous les malades, — ce qui est une raison qui a bien quelque valeur, — il y en a une autre plus radicale : c'est que cette espèce d'électricité n'a jamais pu remplir complétement le but qu'on se propose en l'appliquant :

1° *Parce que l'électricité d'induction*, comme je l'ai dit plus haut, *n'est et ne sera jamais qu'un moyen spécial de gymnastique perfectionnée, ou d'excitation à outrance ;*

2° Parce que son usage est limité par cela même aux cas morbides où la gymnastique et l'excitation sont nécessaires, et, en particulier, pour agir sur certains muscles qui ne peuvent être avantageusement influencés que par ce moyen particulier.

Quant à songer à l'employer pour combattre toutes les névroses, toutes les paralysies nerveuses, les névralgies, les rhumatismes articulaires, la goutte, en un mot toutes ces affections multiples dans lesquelles l'innervation est ou *surexcitée*, ou *pervertie*, ou *amoindrie*, ou *complétement annihilée*, c'est, à mon point de vue, complétement impossible ; je dirais plus, c'est absurde.

Dans les maladies nerveuses, ce n'est point telle ou telle fibre, ou bien tel ou tel faisceau musculaire qui est atteint et qu'il faut faire contracter pour le guérir. Ce sont ou les centres nerveux qui sont pris, ou les nerfs eux-mêmes, ou leurs ramifications, qui souffrent dans leur innervation.

Qui donc songerait à diriger sur ces organes si délicats une perturbation et une surexcitation telle que celle que produit le courant électrique d'induction ? Il faudrait être ou fou ou bien ignorant des effets que produisent ces appareils pour en faire l'application dans semblable occurrence.

A part l'excessive sensibilité qui est propre à ces organes, qui doit par conséquent faire rejeter et bannir à tout jamais l'emploi des appareils d'induction du traitement des affections où le système nerveux est atteint, parce que ce moyen d'électrisation n'est qu'un moyen d'excitation et de perturbation des plus actifs et des plus énergiques, — qu'il serait donc par cela même et forcément plus nuisible qu'utile, — je dis et je soutiens que d'autres raisons s'opposent encore plus formellement à l'emploi de l électricité d'induction dans ces cas-là.

En effet, rien dans la science, que je sache, ne prouve d'une manière bien

(1) Ma pile est une pile de Volta modifiée.

évidente que si les organes sont le siége d'un trouble, d'une douleur quelconque, ce soit plutôt la texture même de l'organe qui est atteinte que le fluide lui-même qui les anime, et que ce ne soit pas là la véritable cause de la perversion observée dans les manifestations normales et naturelles de leurs fonctions.

Je sais bien qu'on va se récrier et taxer ce faible pas en avant d'idée hasardée, d'idée creuse, hypothétique.

Soit. Mais enfin, à ces récriminations, je puis répondre : qu'en sait-on (1) ?

Et pourquoi le fluide vital ou nerveux serait-il donc à l'abri de tout dérangement ? serait-il par hasard le seul fluide de l'économie qui jouirait d'une innocuité dont seraient privés les autres fluides ? Et quelle serait la cause d'un tel privilége ? à quel titre en jouirait il ?

Ce sont là des questions auxquelles il serait difficile à mes contradicteurs de répondre. Or, comme rien ne peut détruire ce que j'avance, je préfère conserver mon hypothèse comme un fait acquis pour moi, et raisonner d'après ce fait-là, jusqu'à ce qu'un autre fait évident me prouve que je suis dans l'erreur. Les dénégations qu'on peut lui opposer n'ayant aucune force, puisqu'elles ne s'appuient sur rien de positif, elles ne peuvent donc avoir plus de valeur que mon affirmation. Je la conserve comme vraie, car j'ai de bonnes raisons pour cela.

Partant de cette donnée que bien des maladies nerveuses sont le résultat apparent, appréciable d'une distribution anormale du fluide nerveux dans les organes qu'il doit animer,— et que c'est là l'unique et véritable cause de ces maladies,— qu'y a-t-il d'irrationnel que le traitement soit dirigé en vue de modifier cet état morbide particulier en agissant directement sur le fluide lui-même ?

Et, dans ce cas, quel serait le moyen à employer si ce n'était l'électricité ? Il n'y en a pas d'autres; car il est évident que cet agent ne peut être sans effet sur l'économie animale dont il fait partie sous le nom de fluide nerveux, et qu'en changeant son équilibre, c'est modifier cette même économie.

Eh bien, je le demande, est-ce à la perturbation, aux secousses, à la douleur aiguë même que produit toujours et forcément l application de l'*électricité d'induction*, qu'on demandera ce moyen curatif, ou bien à l emploi du courant électrique continu, si doux, si inoffensif, si bien fait pour ces cas douloureux, au *galvanisme* en un mot ?

Poser ainsi la question, n'est-ce pas la résoudre en faveur du galvanisme ? Et, pour ne citer que quelques faits entre mille, qui donc songerait, dans un cas de névralgie aiguë de la face, à préférer l emploi de l'électricité d'induction au galvanisme comme médication curative ?

Qui oserait, dans un cas de paralysie tremblante, où les centres nerveux sont si fortement atteints, qui oserait, dis-je, porter sur ces organes ou y faire pénétrer, par les procédés en usage, l'excitation et les perturbations qu'occasionne l électricité d'induction ?

Quel est celui des partisans les plus outrés des appareils d'induction qui ait jamais pensé soutenir que l'électricité fournie par ces appareils pût être employée avec succès pour combattre les paralysies qui sont les suites des épanchements sanguins dans le cerveau, en agissant directement sur cet organe à l'aide des perturbations qu'apporte l'emploi d'un tel agent ? Il n'y en a pas, que je sache, qui soient assez téméraires pour tenter pareille escapade.

Dans ce cas, le *summum* de l'art consiste à faire des applications sur les

(1) Et pour ne citer que quelques faits à l'appui de cette thèse, je demanderai : Où sont les lésions cérébrales *pathognomoniques* de *la folie* ? de l'*épylepsie ?* Qui les a vues, qui les a trouvées ? Et celles qui sont la cause *des névralgies,* où sont-elles ? Quel est l'anatomiste qui peut les montrer avec son scalpel ?

Il existe donc des maladies nombreuses sans lésions appréciables des organes, et dont la cause ne peut être, selon mon hypothèse, que le résultat de modifications morbides du fluide nerveux, soit dans sa distribution dans les organes qu'il doit animer, soit autrement.

membres paralysés!!! Quant à songer aux réactions inévitables qui doivent se produire sur le cerveau sous l'influence de ce mode d'électrisation à outrance, intempestif, irrationnel l'on n'y pense même pas.

Vraiment, en regardant attentivement ces gens-là, agissant ainsi très-sérieusement et de bonne foi, on serait tenté de croire qu'ils sont fous, si on ne les savait pas sous l'influence de cette idée fixe chez eux : *que toutes les ressources que peut offrir l'électricité au médecin se trouvent renfermées dans la boîte où vibre l'électricité d'induction.*

Voilà pourtant à quel non-sens entraîne l'esprit de système et d'exclusion qui anime les partisans outrés des *appareils électriques d'induction.*

Leur dénigrement pour le galvanisme, qui fournit de l'électricité bien autrement médicalement pratique et curative que leurs appareils, leur fait fermer les yeux sur tout ce qui est en dehors de l'électricité d'induction Et ils poussent ce dénigrement et cette exclusion si loin à cet égard, qu'on serait tenté de croire qu'ils pensent et disent tout bas :

Périsse plutôt l'électrisation médicale, si elle ne se fait pas avec les appareils d'induction ! .

Quand donc peut on employer l'électricité d'induction ? Serait-ce, par hasard, dans la goutte, dans le rhumatisme articulaire ?

Mais indiquer seulement ces maladies, n'est ce pas faire comprendre qu'un tel moyen est inapplicable pour de pareils cas morbides ? Quel malade, atteint de l'une de ces affections si douloureuses, pourra-t-on amener à se laisser appliquer le courant électrique d'induction sur l'endroit siége d'une si vive douleur ? Qui pourrait en consentir la continuation, si l'on parvient à le décider à en faire l'essai ?

Mais, à part ces impossibilités d'application dans ces cas-là, qu'il suffit d'indiquer pour en faire saisir les difficultés, — qui sont dues à la répugnance qu'éprouvent les malades eux-mêmes pour un tel moyen, — quel est le médecin assez peu soucieux de sa réputation pour employer un tel agent, si par hasard il rencontrait un malade assez patient, assez docile pour subir stoïquement un tel supplice ?

N'y a-t-il donc rien à craindre dans l'emploi d'un pareil moyen ? Et les *métastases*, c'est-à-dire les déplacements des affections sous l'influence d'un semblable traitement, ne sont-ils rien, ou si peu de chose qu'on ne doive pas s'arrêter devant la possibilité d'une telle complication ? Cela ne s'est-il jamais vu ? Serait-ce par hasard l'exception ?

Hélas! malheureusement, non ! C'est, au contraire, la règle. Les applications *électriques d'induction* faites en vue de guérir la goutte ou le rhumatisme articulaire, n'ont jamais produit que des déplacements des douleurs pour les porter sur d'autres parties qui n'étaient point atteintes avant ces applications intempestives. Voilà ce qui est toujours arrivé et ce qui arrivera toujours dans des cas pareils, quand on se servira de l'électricité d'induction.

Et pour la surdité nerveuse, qui est-ce qui peut admettre qu'on puisse porter impunément, dans le conduit auditif interne, un courant électrique fourni par un appareil d'induction ? Mais il ne faut connaître en aucune façon la suprême sensibilité de cet organe, et ne pas avoir été témoin de ce qui se passe dans ces cas-là, pour croire à la possibilité d'une application régulière et à l'efficacité d'un tel agent perturbateur ; il ne faut pas en avoir fait la dure et navrante expérience ; il ne faut pas avoir été témoins de ces étourdissements et de ces syncopes persistantes, qui effrayent avec tant de raison et malades et médecins dans ces cas d'applications douloureuses. Et, qui plus est, n'y a-t-il jamais eu de congestions sanguines cérébrales à la chute de ces applications ??? Hélas!!!

Et l'amaurose, cette *paralysie du nerf optique*, qui a fait de tout temps le désespoir des médecins oculistes parce qu'ils n'ont aucune médication véritablement efficace sérieusement curative pour la combattre, l'électricité d'induction peut-elle la guérir ? Hélas ! encore une fois, non !

M. Duchène, de Boulogne, lui-même, en fait l'aveu, et constate, de la manière la plus formelle, la supériorité du galvanisme dans ce cas, puisqu'il conclut ainsi :

« 1° *L'électricité galvanique* exerce une action très-vive sur la rétine, lorsque » l'excitation est dirigée sur un des points de la face où se ramifie la cin- » quième paire.

» 2° Cette espèce d'électricité *peut être un excellent agent thérapeutique* dans » les affections purement dynamiques de la vue (amaurose, diplopie, etc).

» 3° Au contraire, *l'électricité d'induction* agit très-faiblement sur la rétine.

» 4° Or, précisément par la raison qu'elle est insuffisante lorsqu'il est néces- » saire de stimuler la rétine, elle convient exclusivement quand il faut provo- » quer la contractilité musculaire à la face sans exposer cette même rétine aux » dangers d'une surexcitation. »

Donc le galvanisme, dans l'amaurose ou paralysie du nerf optique, comme dans les autres cas cités plus haut, comme aussi pour toutes les maladies qui peuvent être guéries par l'électricité, le galvanisme, dis-je, est la seule espèce d'électricité qui doive être employée C'est, du reste, la conclusion qui doit être tirée de tout ce qu'on vient de lire; c'est la plus rationnelle et celle à laquelle je m'arrête.

L'électricité galvanique, ou *galvanisme*, est la seule et véritable électricité pratique, la seule et véritable électricité médicale.

J'ai dit plus haut que ce qui avait contribué à faire délaisser le galvanisme, c'était la défectuosité des appareils employés.

Quant à ses propriétés curatives, nul, que je sache, ne les a contestées. Même chez ses adversaires les plus accentués, rien ne se trouve qui puisse faire supposer cela. De tous temps, les dépréciateurs du galvanisme ont plutôt fait une opposition aux piles mises en usage qu'au galvanisme lui-même. Mais, malheureusement, l'entraînement les a conduit jusqu'à faire le galva- nisme responsable des vices des piles galvaniques; tout a fini par être com- pris dans la même réprobation, dans le même dénigrement : piles et galva- nisme, instruments et méthode.

Ce mode d'électrisation réunit cependant tous les avantages des autres moyens mis en usage, sans en avoir aucun des désagréments, et sans de- mander de la part de celui qui l'applique sur soi ou sur d'autres malades des connaissances en physique, ni un certain *modus faciendi* obligatoire pour les appareils d'induction surtout; sans lui faire encourir le plus petit danger, ou lui procurer la moindre douleur, la moindre sensation désagréable et pro- longée, l'on retire de son usage, de ses applications, ce qu'on lui demande : la guérison souvent, et le soulagement de ses souffrances toujours

Voyons, du reste, ce que ses adversaires en pensent: ce sera encore une manière de juger la valeur médicale de ce moyen curatif.

Nous avons dit qu'entre autres raisons qui avaient contribué à faire dé- laisser l'*électricité galvanique*, qu'il serait trop long d'énumérer de nouveau et qui tiennent uniquement à des appréciations individuelles, à des préséances dans les instruments employés, une seule possède une valeur réelle : c'est la calorification produite par le courant électrique-galvanique.

Je rappelle à ce propos ce que j'ai dit plus haut :

Mes piles lèvent toutes les difficultés qui existaient naguère pour l'emploi médical du galvanisme.

Cette défectuosité n'existe donc plus avec mes piles Dans tous les cas, elle était plutôt apparente que réelle pour mes savants collègues, et avait peu ou point d'inconvénients, puisque M Duchène, de Boulogne, l'un des prôneurs de l'*électricité d'induction*, après l'avoir considérée comme fâcheuse, quelques paragraphes plus loin la traite légèrement, et indique même des moyens pour en faire disparaître ou tout au moins amoindrir les effets.

Quant aux sensations si douloureuses et aux commotions que peuvent dé- velopper les applications de l'*électricité d'induction* en particulier, il reconnaît

et constate que « l'on peut diriger le courant électrique continu dit galva-
» nique dans les muscles, dans les troncs nerveux et leurs diverses ramifica-
» tions sans produire de commotion. »

L'aveu d'une pareille autorité est précieux pour mon sujet. Il dit même que :

« *Le courant continu* dit galvanique *le plus intense*, dirigé dans le tissu d'un
» muscle, n'y produit que des contractions fibrillaires (1), c'est-à-dire pres-
» que insensibles. Le courant électrique continu (dit galvanique), limité dans
» la peau, y excite un travail organique plus ou moins considérable. Ce tra-
» vail organique, dû à l'action calorifique du galvanisme, s'opère assez lente-
» ment, à moins qu'on ne se serve d'*une batterie galvanique très-puissante.* »

Ces citations, prises à dessein chez l'adversaire le plus déclaré du galvanisme, n'infirment en rien la valeur curative de ce mode d'électrisation, et prouvent, au contraire, qu'il n'y a là aucune raison suffisante pour rejeter au second plan un moyen qui peut rendre de si grands services. Rien, en effet, n'oblige à se servir d'*une batterie galvanique très-puissante*, quoique, à vrai dire, ces batteries ne soient pas si effrayantes que veut bien l'écrire M. Duchène, de Boulogne, puisqu'il en a employé une de 120 couples de Bunsen (ce qui était énorme), dans une expérience faite sur lui-même, sans courir aucun danger : et enfin, preuve de leur innocuité, M. Remack lui-même n'emploie que de très-puissantes batteries électriques de Daniell.

Comme on le voit, c'est toujours la question de calorification qui reste. C'est le défaut qu'il reproche au courant électrique continu ! ! !

Quant à produire les commotions, les contractions et autres sensations désagréables, il convient, comme nous venons de le voir, qu'il n'y a rien de semblable à lui reprocher, et que son application n'entraîne rien qui ressemble, même de loin, à tout ce que les autres applications électriques ont de si effrayant pour les malades.

Il va plus loin, il dit : « Les mêmes règles doivent être suivies soit qu'on
» applique l'électricité d'induction, soit qu'on applique l'électricité galvani-
» que. » Donc le galvanisme est applicable.

C'est par la logique la plus rigoureuse, par la conséquence même de ses affirmations, que je le réfuterai, en réduisant à néant son objection.

J'ai dit, et j'affirme de nouveau l'évidente supériorité de l'électricité telle que je l'emploie.

En effet, puisque les *fortes batteries galvaniques* dépassent le but, *reconnu nécessaire*, en exagérant le travail moléculaire organique, il faut s'arrêter à l'effet physiologique convenable et utile ; il faut n'employer que de faibles batteries galvaniques. On atteint ainsi son but sans rester en chemin et sans le dépasser.

C'est ce que je fais avec mes piles, et, en le faisant, je suis de l'avis de M. Duchène, de Boulogne, et cet auteur prouve que j'ai encore raison.

En nous disant le contraire, c'est dans M. Duchène, de Boulogne, lui-même que je trouverais — si la limite de ce travail le permettait — toutes les preuves les plus évidentes de la valeur de l'électricité galvanique, et les preuves les plus manifestes de la supériorité du galvanisme produit par les petits appareils tels que le mien ; mais une seule réfutation me suffit. Et sans vouloir incriminer les bonnes intentions de tous les créateurs d'appareils d'induction, n'ayant pas peur de la vérité, je leur répète encore une fois, d'accord en cela avec les médecins et avec les malades : Leurs succès ne sont qu'éphémères, leurs appareils d'induction ont excité plus de curiosité que de conviction : les faits étant des faits, la lumière étant la lumière, et l'électricité galvanique étant l'unique agent médical véritablement utile, et je dirais plus, possible.

(1) Et c'est ce qu'il lui reproche. Au point de vue où M. Duchène, de Boulogne, se place, cette *absence de contraction musculaire*, sous l'influence du courant galvanique, peut être un défaut. C'est une qualité à mes yeux.

Mais je ne me bornerai pas à dire que les appareils d'induction sont inutiles comme instruments médicaux, je dirai qu'ils ont nui à la propagation de l'électrisation médicale dans le monde des malades tout aussi bien que parmi les médecins, et mes autorités seront nombreuses.

M. Nivelet va plus loin que moi et dira textuellement :

« L'emploi des appareils d'induction, donnant des courants à forte tension,
» rendent l'application de l'électricité effrayante pour les malades, *et ils inti-*
» *mident les praticiens eux-mêmes.* C'est par les courants à forte tension que
» l'on s'expose aux réactions sur les centres nerveux, aux syncopes, aux
» accidents qui déconcertent le médecin, intimident le malade, les rebutent
» bien vite l'un et l'autre.

» Plus fait douceur que violence.

» Cet adage, nous en sommes convaincu, deviendra la devise de la science
» nouvelle. »

En parlant de l'électrisation médicale et de son application, poser en principe :

Plus fait douceur que violence,

c'est condamner définitivement ce qui se fait avec les appareils d'induction, comme je l'ai déjà démontré plus haut ; c'est ouvrir, c'est indiquer une voie nouvelle et sûre à l'électrisation médicale conséquemment.

C'est, en effet, le point de départ de ma méthode :

Préconisation des appareils électriques à courant continu, à faible tension, dits appareils électro-galvaniques, à l'aide desquels les guérisons s'obtiennent *avec douceur et sans violence ;* et par conséquent rejet des appareils *électriques d'induction* pour l'application de l'électricité à la médecine, et cela pour les causes énoncées plus haut.

Et pourquoi n'en serait-il pas ainsi ? Quelle raison, quel motif sérieux et scientifiquement démontré s'opposerait à cette préférence donnée aux appareils électro-galvaniques sur les appareils électriques dits d'*induction ?* Ne justifient-ils en aucune façon cette préférence ? C'est ce que nous allons voir.

Je reprends mes citations, et, comme toujours, je les prendrai chez l'adversaire le plus accentué du galvanisme ; de la sorte j'éviterai qu'on puisse m'accuser de partialité.

M. Duchène, de Boulogne, après avoir fait la critique des appareils galvaniques, ne peut cependant s'empêcher de constater l'évidence. « Ces appa-
» reils, dit-il, peuvent s'appliquer sous forme de topiques....., et ils peuvent
» être avantageusement employés pour combattre les douleurs rhumatismales
» et les névralgies rebelles. » L'aveu est assez explicite et mérite bien un peu d'attention.

Il consacre, du reste, quelques lignes, dans son *Traité de l'électricité localisée*, à ces appareils, desquelles j'extrais les suivantes :

Après avoir parlé d'une modification de la pile de Volta, faite par un Anglais, il s'exprime ainsi :

« Cette petite batterie voltaïque a l'avantage de n'occuper qu'un petit
» espace..... C'*était* évidemment *un progrès dont l'utilité*, malheureusement,
» *a été peu comprise*, car cet appareil est resté à peu près généralement in-
» connu, et l'*idée qui avait présidé à sa construction a été trop longtemps*
» *négligée.* »

Voilà qui est assez clair et assez précis.

J'ajouterai que M. Duchène, de Boulogne, est lui-même auteur d'un appareil galvanique. Cependant je dois dire qu'à mon point de vue cet instrument est aussi défectueux que tous ceux dont ce médecin fait la juste critique. Mais l'idée qui a présidé à sa confection ne doit point être négligée ; elle nous fournit un argument en faveur des appareils galvaniques ; c'est cette considération qui me porte à en faire mention.

A l'égard des appareils galvaniques, M. Nivelet, déjà cité, auteur lui-même d'un appareil d'induction remarquable, est encore plus explicite que M. Duchêne, de Boulogne.

« Les appareils à courant galvanique ou continu, c'est-à-dire les piles, dit-
» il, peuvent être appliquées avec succès comme moyen curatif. Aujourd'hui
» (il écrivait en 1860) on leur préfère généralement les appareils à courant
» intermittent ou d'induction ; *mais il est possible que*, dans un temps donné,
» *ce soit l'opposé qui ait lieu.* »

Et, plus bas, il ajoute, comme conséquence de ce qu'on vient de lire, après avoir fait lui-même la critique des appareils galvaniques connus jusqu'à ce jour :

« Les recherches actives, faites dans ces derniers temps pour arriver à ob-
» tenir des piles à tension constante et prolongée, paraissent devoir aboutir. »

Donc le galvanisme, de l'aveu même de ses adversaires, possède des propriétés curatives incontestables et incontestées.

Donc aussi l'abandon qu'on a fait de ce mode d'électrisation médical, si usuel, si élémentaire, si vrai, doit être uniquement attribué au manque absolu d'un bon appareil électro-galvanique.

Il est donc évident que, si jusqu'à ce jour les malades, de même que les médecins, n'ont pu se servir du courant électrique continu dit *galvanique*, pour le traitement des affections diverses qui peuvent guérir par les applications électriques, de l'aveu des hommes les plus compétents en cette matière, — nous venons de le voir, — ce n'est point parce que ce mode d'électrisation est impuissant, qu'il ne vaut rien, que c'est un moyen charlatanesque ; mais c'est à l'insuffisance et à la mauvaise confection des appareils galvaniques qu'on doit s'en plaindre.

Cette lacune, que j'ai déjà signalée dans le cours de ce petit travail, et à laquelle j'ai consacré de longues heures pour la faire disparaître, parce que, selon moi, c'était là la véritable cause de l'abandon immérité dans lequel croupissait le galvanisme, d'autres avant moi ou en même temps que moi l'avaient vue et comprise ; la citation ci-dessus l'indique. Or, cette lacune, je crois avoir été appelé à la remplir ; et, pour le prouver, j'énumérerai les qualités que doivent posséder les appareils dont je parle.

Avant d'entrer dans ce détail, disons, en peu de mots, ce qu'on entend par appareil *électro-galvanique*, ou simplement *appareil galvanique*, ou encore *batterie électrique* ; ces appellations sont également employées par le monde savant pour désigner le même objet.

On donne le nom de batterie électrique, ou d'appareil *électro-galvanique* (1),

(1) Avec ces appareils, le courant électrique va *directement et immédiatement, sans provoquer de douleurs,* des générateurs ou *piles,* dans la partie du corps où l'on veut le faire pénétrer. L'électricité qu'ils fournissent est toujours sédative. C'est le plus inoffensif et le plus certain de tous les calmants.

Voilà pourquoi les Appareils Electro-Galvaniques sont d'un usage si avantageux pour combattre *toutes les maladies nerveuses,* qui, généralement, sont dues à une irritation interne (soit des centres nerveux, soit des nerfs eux-mêmes ou de leurs ramifications).

Avec les appareils *électriques d'induction,* les choses ne se passent pas ainsi.

Le courant électrique, au sortir du générateur ou *pile, au lieu de se rendre immédiatement et directement* à la partie du corps sur laquelle on veut l'appliquer, *passe,* au préalable, *dans la bobine d'induction,* où il se transforme, et d'où il sort avec une force *énorme,* foudroyante, vibratoire, qui imprime aux parties sur lesquelles on l'applique ces sensations et ces secousses si désagréables pour les malades.

Ces instruments, du reste, sont très-compliqués, et demandent une grande habitude pour être maniés convenablement.

L'électricité, ainsi transformée par *la bobine d'induction*, est toujours *un* à *un* ou à plusieurs générateurs d'électricité appelés PILES, réunis méthodiquement entre eux, munis de fils et de plaques métalliques, qui sont les accessoires obligés et nécessaires pour la transmission et l'application du fluide électrique.

Pour qu'un appareil électro-galvanique réunisse toutes les conditions essentielles qui constituent un bon appareil et qui ont été reconnues et sanctionnées par l'expérience, il faut, — au dire de tous les hommes compétents en cette matière, — qu'il possède les qualités suivantes :

1° que les éléments qui servent à le constituer soient de petite dimension; 2° qu'il soit portatif, c'est-à-dire que la *pile* (ou les piles s'il y en a plusieurs), avec les accessoires, ne présentent qu'un petit volume dans leur ensemble; 3° qu'il fonctionne à l'aide d'un acide facile à se procurer et dont le maniement n'offre aucune espèce de danger; 4° qu'il soit capable d'une constance réelle dans la production de l'électricité, et qu'il ne puisse point y avoir d'interruption dans cette production; 5° que sa forme se prête à toutes les applications possibles, *sur toutes les parties du corps indistinctement*, et qu'il puisse s'y adapter, sans embarras ou une gêne quelconque, pour ceux qui se l'appliquent; 6° que cette application soit très-facile pour tout le monde, pour le médecin comme pour le malade; 7° que son entretien n'offre aucune difficulté, c'est-à-dire que le nettoyage en soit très-facile.

Ces qualités, qui sont les plus essentielles de ces sortes d'instruments, mon appareil les possède toutes.

Résumons. Voilà où en est la science. Jusqu'à ce jour, faute d'un bon appareil électro-galvanique, il n'a pas été possible de se servir avantageusement du courant électrique continu dit galvanique; la science l'a délaissé sans aucune ou plutôt par des mauvaises raisons.

Mais il n'est pas moins vrai que le galvanisme est un moyen médical puissant, et non point une duperie comme la pensée en était venue dans le monde à la suite des *chaînes* dites *galvaniques*.

Le galvanisme ou application du courant électrique continu, nous ne saurions trop le répéter, c'est de l'électricité curative bien supérieure à l'électricité d'induction, parce que son emploi est plus facile et qu'il ne développe aucune douleur par son application; et dès lors on doit l'employer à l'exclusion de l'électricité d'induction.

Grâce à mes appareils, son application est suffisante; et n'est ni difficile, ni dispendieuse, ni désagréable.

Ce sont là des défauts qu'on peut reprocher, avec juste raison, à l'électricité intermittente dite d'induction, et non point au galvanisme.

L'application du courant électrique continu dit galvanique a une puissance curative suffisante pour guérir en général tous les cas guérissables par l'électricité.

Au dire d'une des autorités scientifiques citées plus haut, *il peut seul guérir l'amaurose* ou paralysie du nerf optique; il n'offre aucune difficulté d'application; tout le monde peut se traiter soi-même sans le secours des hommes

excitant des plus énergiques. L'électricité fournie par les appareils d'*induction* n'est et ne sera jamais qu'*un moyen héroïque de perturbation.* Dans ce cas, si l'application qu'on en fait semble soulager le malade, c'est parce que cette application développe une douleur beaucoup plus forte que celle dont se plaint le patient. L'une fait oublier l'autre; mais cela n'est pas durable. Aussi la douleur qu'on voulait combattre revient-elle au galop, sitôt que les effets douloureux produits par les applications de l'électricité d'induction ont cessé. D'autres fois, ces applications font changer de place la douleur primitive.

J'appellerais volontiers l'emploi des courants électriques d'induction pour combattre les maladies nerveuses : Faire de l'électricité à coups de marteaux.

de l'art. Le galvanisme réunit comme moyen thérapeutique tous les avantages possibles.

Il n'est même point dispendieux, en ce sens que le prix des appareils électro-galvaniques est à la portée de toutes bourses, et que pour l'employer il n'impose aucune dépense.

Ainsi à la portée de tout le monde, son usage est des plus simples et des plus faciles; son action n'est ni désagréable ni dangereuse pour personne, puisqu'on peut en faire l'application sur les enfants en bas âge sans qu'ils en témoignent la moindre impression douloureuse.

Quant aux cas maladifs où son emploi peut être utile, reprenons la citation que j'ai empruntée à l'*Exposé de l'application de l'électricité*, de M. Dumoncel, t. III, p. 375 et donnons-la intégralement. C'est le résumé complet des différentes maladies pour lesquelles les propriétés curatives du galvanisme peuvent être utilement employées et fructueusement mises à profit; c'est donc ici qu'elle doit être placée. Chacun, en lisant cette citation, pourra ainsi se rendre compte s'il lui est possible de se remettre par l'emploi du galvanisme, car toutes les maladies citées sont dans sa sphère d'action.

Cette citation, la voici :

« S'il faut s'en rapporter aux nombreuses expériences faites par MM. Humboldt, Aldini, Labaume, Fabré-Palaprat, Ritter, Bichoff, Majon, Rossi, Grapengiesser, Baudelocque, Bermundi, Pravaz, Le Roy d'Etiole, Andrieux, Fozembas, Matteuci, Bailly et Meyraux, Prévost et Dumas, Récamier, Andral, Tavignot, etc., etc., la galvanisation ou galvanisme aurait, sur les êtres animés et dans son application aux maladies, des effets analogues à ceux de l'électricité, et UNE EFFICACITÉ GÉNÉRALEMENT PLUS DÉCISIVE ; on pourrait, par conséquent, en l'appliquant, accélérer la circulation du sang, augmenter la transpiration, opérer l'excrétion de certains fluides et l'expulsion des matières alvines, coaguler le sang, troubler la limpidité des urines, enfin guérir ou tout au moins soulager une foule de maladies, telles que : affections rhumatismales sciatiques, goutte, asphyxies, certains genres de folie, spasmes, hernies scrotales, tumeurs inflammatoires, dyspepsie, maladie du foie, maladies des viscères abdominaux, maladies des reins, diabètes, maladie de vessie, paralysies, paraplégies, hypocondrie, asthme, phthisie commençante ou consomption, hydrocèles, hydatides, scrofules, maladies mercurielles, varicocèles, sarcocèles, aménorrhée, dysménorrhée, déviation de l'utérus, tic douloureux, goîtres, entorses, relâchements musculaires, cécité, amaurose, surdité, invaginations intestinales, accouchements dont le travail se ralentit, hémorragies, etc., etc.

» D'après ces mêmes médecins, le galvanisme réagirait au suprême degré sur la rétine... ; stimulerait la moelle épinière, les filets nerveux même isolés, le système ganglionnaire et lymphatique; modifierait, dans certaines circonstances, les sensations, le goût et l'odorat surtout, enfin pourrait être employé comme emménagogue.

» Quand la *pile est forte*, l'application du galvanisme a pour effet physiologique des contractions essez énergiques, sans commotions, avec un sentiment d'engourdissement qui n'a rien de douloureux, car les *commotions violentes ne sont pas le propre des courants continus*.

» Quand *la pile est faible*, ce sentiment d'engourdissement se change en un chatouillement qui *n'a rien de désagréable*, avec un accompagnement de *chaleur douce*..... »

A l'heure qu'il est, le lecteur doit être suffisamment édifié sur la valeur curative du galvanisme et sur son innocuité pour développer des sensations désagréables. Et, s'il emploie mon appareil, toutes les difficultés d'application sont aplanies, parce qu'il a été construit pour cela ; j'ajouterai que la modicité du prix de ces appareils met le galvanisme à la portée de toutes les bourses.

Quel pourrait donc être le motif, la raison qui empêcherait de se servir d'un moyen de guérir si simple, si peu dispendieux, et dont l'usage offre si peu de désagrément ?

Je ne vois aucune raison de s'abstenir, surtout si tout ce qui vient d'être dit a été bien compris.

Et si à tout cela, qui a bien sa valeur, on ajoute la lecture de quelques attestations de guérisons authentiques qui suivent, que j'ai prises au hasard dans des milliers de semblables obtenues par des personnes réputées inguérissables, ou tout au moins dont les maladies étaient abandonnées à elles-mêmes, guérisons qui ont été obtenues par l'emploi de mon appareil, quelle serait donc la cause qui empêcherait d'y avoir recours ?

Après les données scientifiques sur lesquelles s'appuie ma méthode, j'ai donc cru nécessaire d'énumérer quelques-uns des faits pratiques qui en sont les conséquences.

EXTRAITS des pièces et des témoignages authentiques, recueillis dans ma correspondance, concernant la valeur pratique et médicale de mes Appareils Electro-Galvaniques (1).

Rétention d'urine.

Monsieur,

Je m'empresse de vous communiquer les renseignements que vous me demandez à l'égard de mon père, car il n'existe plus depuis trois ans; mais, malgré cela, je peux vous donner les mêmes renseignements qu'il vous donnerait lui-même, attendu qu'il est resté chez moi pendant tout le temps de son traitement.

Mon père avait une *rétention d'urine* qui a été guérie par l'application des appareils *Electro-Galvaniques* de M. Moreau, et il ne s'en ressentit plus jusqu'à sa mort, arrivée trois ans après.

On fait soi-même l'application de ces appareils, on se traite soi-même et *on ne souffre pas* (2); on ne s'en aperçoit même pas.

Recevez, Monsieur, tous mes sentiments respectueux.

Signé : GONIN, employé au canal latéral à la Loire,

à Avril-sur-Loire, par Decize (Nièvre).

Cette lettre, adressée à une personne qui demandait des renseignements au sieur Gonin, m'a été laissée. Je la publie comme preuve à donner de l'efficacité des applications de mes appareils Electro-Galvaniques *pour la guérison de la rétention d'urine*, maladie horrible s'il en fût, et contre laquelle tous les traitements les plus rationnels et les mieux administrés échouent toujours.

Névralgie de la face.

Monsieur MOREAU,

Je suis heureux de vous apprendre la guérison de ma femme. Elle n'a fait usage de votre appareil que *quinze jours*, et ce court intervalle a suffi pour obtenir la cure que je me plais à vous signaler. *Ses douleurs névralgiques sont complétement passées*. . . . .

Il serait à désirer que votre appareil fût plus connu; mais j'espère qu'il le sera davantage avec le temps, et que les plus indifférents eux-mêmes en comprendront toute la valeur. Quant à moi, je le recommande de toutes mes forces comme un don de la Providence destiné au soulagement de ceux qui souffrent ici-bas. . .

Je suis, Monsieur, votre très-humble et respectueux serviteur.

Signé : COUTANT,

à Celles, par Landreville (Aube).

---

(1) Cet opuscule étant écrit plutôt pour le public que pour le corps médical, mes très-honorés confrères ne devront point trouver surprenant que les guérisons citées ne soient pas présentées sous la forme ordinaire que comporte une *observation*.

Je ne pouvais, et je ne devais, — pour être compréhensible pour la grande majorité de mes lecteurs, — que citer le fait capital, — *la guérison*, — et cela dans le langage et sous la forme qu'on a pris pour le faire parvenir à ma connaissance, par lettres.

(2) Les applications de mes appareils Electro-Galvaniques, je ne saurais trop le répéter, se font **sans la moindre douleur**, ni aucune sensation désagréable.

Boulimie ou faim canine.

Monsieur MOREAU,

Je vous envoie l'argent que je vous dois pour l'Appareil Electro-Galvanique que vous avez bien voulu m'envoyer, en en réduisant ainsi le prix. Veuillez agréer l'expression de ma reconnaissance la plus sincère pour cette charité.

La personne qui s'en sert va sensiblement mieux. Je pense que vous vous rappelez qu'elle est atteinte de *boulimie* ou faim dévorante.

Croyez-moi toujours votre tout dévoué.

Signé : PICAVET, prêtre, curé de Pronville,
par Marquion (Pas-de-Calais).

Hémiplégie ou paralysie d'un côté du corps (bras et jambe).

M. Bichon, greffier de la justice de paix du canton du Pèlerin, département de la Loire-Inférieure, paralysé de tout un côté depuis sept ans, m'annonce lui-même sa guérison en ces termes :

Monsieur MOREAU,

..... Je commence à m'habiller seul, ce que je n'avais pas fait depuis le 17 juin 1854, époque où je fus atteint d'une attaque de paralysie.....

Recevez, Monsieur, mes salutations empressées.

Signé : BICHON, greffier du juge de paix
du Pèlerin (Loire-Inférieure).

Névralgie.

Monsieur MOREAU,

Vous m'avez dit de vous donner des nouvelles de ma santé, quand vous m'avez vendu un de vos Appareils Electro-Galvaniques, il y a cinq semaines, pour me guérir d'une maladie *névralgique* qui me faisait cruellement souffrir. Je vous annonce que je suis parfaitement guérie.

Je vous rappelle mon nom, que vous auriez peut-être oublié, en vous adressant mes bien vifs et bien sincères remercîments.

Signé : Femme BRISOUX, à la Chapelle-
d'Armentières (Nord).

NOTA.— De toutes les maladies que l'électricité peut guérir, les *névralgies* sont les affections qui disparaissent le plus facilement par l'emploi de mes Appareils *Electro-Galvaniques.*

Bourdonnements d'oreilles et surdité.

Monsieur MOREAU,

Depuis que je fais usage de votre Appareil Electro-Galvanique, je vais bien mieux de mes *bourdonnements d'oreilles,* que j'éprouvais depuis près de *vingt ans,* surtout du côté droit, où je n'en éprouve plus.....

J'espère, en continuant, guérir aussi l'oreille gauche.

J'ai l'honneur, etc., etc.

Signé : FORGET, gendarme de la brigade
du canton de Mortrée (Orne).

Surdité et mutisme.

Monsieur MOREAU,

Je vous écris ces quelques mots au sujet de l'Appareil Electro-Galvanique que vous m'avez vendu pour soigner mon fils, qui *n'entendait ni ne parlait.*

Maintenant on s'aperçoit très-facilement qu'il *entend mieux*: mais nous sommes un peu embarrassés par rapport à l'appareil qui se trouve dérangé. L'enfant est si turbulent qu'il a brisé l'un des fils. Seriez-vous assez bon pour nous dire s'il en faut un nouveau. Dans ce cas, dites-nous le prix, et nous vous l'adresserons. Si nous pouvions remplacer ce fil nous-mêmes, ayez l'obligeance de nous l'écrire le plus tôt possible.

Signé : SAMSON, rue Ste-Honorine, impasse Martin, à Cherbourg (Manche).

NOTA. — Cet enfant, âgé de six ans et demi à l'époque où l'on entreprit les applications Electro-Galvaniques, était sourd depuis l'âge de dix-huit mois. A la suite d'une fièvre cérébrale, dont il fut atteint à ce moment-là, de laquelle il guérit, il resta sourd, et par conséquent devint *muet* par suite de cette première infirmité. En guérissant cette surdité, on lui a donné la possibilité de pouvoir parler. Il est bien entendu que, lorsque la surdité et le mutisme *sont des infirmités de naissance*, il n'y a pas de guérison possible.

Migraine.

Monsieur MOREAU,

Ayant appris que vous désiriez connaître ma situation actuelle et les effets que m'ont produits votre traitement et l'emploi de votre Appareil Electro-Galvanique, je vous écris ces quelques mots pour vous les communiquer :

La migraine m'a repris à la même époque; mais je dois ajouter qu'il s'en faut de beaucoup qu'elle ait été aussi violente que d'habitude. Du reste, quant aux *vomissements* qui l'accompagnaient toujours, et qui étaient si fatigants, je n'en ai plus éprouvé depuis que je fais usage de votre appareil.

Je continue à mettre votre appareil toutes les nuits, car je comprends qu'il faut du temps pour triompher d'une maladie aussi tenace, et que j'ai depuis si longtemps.

Agréez, etc., etc.

Signé : BRISELET, à Notre-Dame-de-Boudeville-lès-Rouen (Seine-Inférieure).

Gastralgie, crampes d'estomac ou maladie nerveuse de l'estomac.

Monsieur MOREAU,

J'ai l'honneur de vous écrire pour vous prier de m'envoyer deux Appareils Electro-Galvaniques, l'un pour un jeune homme de 24 ans, marié depuis deux ans, qui est atteint d'une affection de la moelle épinière, et l'autre pour une jeune fille éprouvant les mêmes indispositions que Mme Bougeant, de Cossé, à qui vous avez vendu un de vos appareils, *et qui est complétement guérie.....*

Signé : VINAULT, notaire à Cossé-en-Champagné (Mayenne).

NOTA. — Cette dame *Bougeant*, dont il est question dans cette lettre, était atteinte d'une gastralgie chronique, qui avait résisté jusque-là à tous les traitements employés pour la guérir.

Amaurose ou paralysie de la vue.

Monsieur MOREAU,

Ayant été à même de juger l'effet qu'ont produit les applications de vos Appareils Electro-Galvaniques sur Mme Barbier, ma voisine de campagne, je viens vous demander s'il vous serait possible de guérir aussi mon fils, qui perd la vue.

Recevez mes salutations empressées.

Signé : Pierre LACROZE, à Buxy (Saône-et-Loire).

NOTA. — Cette dame *Barbier*, dont il est question dans cette lettre, était atteinte d'amaurose ou paralysie de la vue depuis très-longtemps.

Paralysie.

NOTA. — Cette lettre a été adressée à une personne qui avait écrit au sieur Jarraud ; elle m'a été laissée pour être publiée comme attestation de guérison par ma méthode d'électrisation.

Monsieur,

Je réponds à votre honorée du 25 courant pour le sieur Jarraud dit Giry, qui, ne sachant ni lire ni écrire, m'a prié de vous répondre pour lui.

Connaissant cet homme depuis dix ans, je me permets de vous dire qu'il est de toute vérité qu'il a été entièrement guéri par M. le docteur Moreau, qui était de passage dans notre ville. Le résultat des Applications Electro-Galvaniques a été constaté par deux de nos meilleurs médecins Ce malheureux vieillard a été très-bien guéri d'une paralysie du bras droit et des doigts des deux mains, et depuis quatre ou cinq ans il n'a jamais rien ressenti ; je le tiens de sa bouche même, et, étant à même de le voir tous les jours, je crois pouvoir certifier que vous pouvez avoir toute confiance dans les appareils dudit M. Moreau.. ..

Veuillez agréer, Monsieur, l'assurance de ma considération.

Signé : H. LACOMBE, secrétaire de la mairie de la ville de Ruffec (Charente).

Gastralgie, crampes d'estomac ou maladie nerveuse d'estomac.

PREMIÈRE LETTRE.

Monsieur MOREAU,

J'ai eu l'avantage de vous consulter relativement à une douleur cruelle que j'éprouve à l'estomac ; vous m'avez donné l'assurance d'une guérison radicale au moyen de votre Appareil Electro-Galvanique. Soyez donc assez bon pour m'envoyer cet appareil. Plaise à Dieu que je puisse bientôt vous annoncer ma guérison, et vous prouver, autant qu'il me sera possible, toute ma reconnaissance.

Votre très-humble serviteur.

Signé : DOUZAMY, instituteur à Logny-lès-Chaumont (Ardennes).

2e LETTRE DE LA MÊME PERSONNE.

Monsieur MOREAU,

J'ai un peu tardé pour vous écrire, parce que je voulais être certain du résultat que j'obtiendrais de votre Appareil Electro-Galvanique. Aussitôt que j'en ai eu fait l'application, mes grandes douleurs d'estomac ont cessé, et je sens tous les jours un mieux sensible.

Les nuits que je passais à souffrir cruellement, et conséquemment sans dormir, me semblaient des éternités, tandis qu'aujourd'hui je les trouve bien courtes, car je ne fais qu'un somme depuis neuf à dix heures du soir jusque vers cinq heures du matin, regrettant bien alors de ne pas pouvoir recommencer. Je me croirais déjà complétement guéri si je n'éprouvais encore une toute petite sensation douloureuse en appuyant sur l'estomac, où j'ai tant souffert. *Mais on ne triomphe pas en quelques jours d'un mal qui, pendant vingt-sept ans, a résisté à toutes les médications.*

A l'heure qu'il est, j'use de toutes les nourritures que l'on prend à la campagne, ce qu'il m'était impossible de faire avant l'application de votre Appareil, puisque je ne pouvais me nourrir qu'avec du laitage; tous les aliments sont parfaitement digérés, car j'ai un excellent appétit présentement; aucun aliment ne m'incommode plus que l'autre. J'ai donc l'espérance ou plutôt *la certitude* de vous faire connaître un peu plus tard, mais dans un temps que je ne crois pas éloigné, ma complète guérison.

Je vous remercie donc aujourd'hui, Monsieur, du bien que vous m'avez procuré, et tout ce que je regrette, c'est de ne pas pouvoir le dire à tous ceux qui souffrent, et que vous pouvez guérir. Pour moi, je vous prie d'agréer l'expression de ma bien vive reconnaissance.

Recevez, etc., etc.

Signé : DOUZAMY, instituteur à Logny-lès-Chaumont (Ardennes).

NOTA. — A l'heure qu'il est, M. Douzamy jouit d'une excellente santé. Il m'a écrit pour m'annoncer sa guérison radicale, qu'il prévoyait bien, comme on le voit par sa lettre.

Sciatique.

Monsieur MOREAU,

J'ai l'honneur de vous informer que l'Appareil Electro-Galvanique que vous m'avez vendu a parfaitement réussi sur les douleurs *sciatiques* de mon épouse. Elle a fait usage de votre appareil selon vos prescriptions, et dans l'espace de quarante jours, elle a été entièrement délivrée de ses souffrances; elle vous en témoignage son entière et bien vive reconnaissance.

J'ai l'honneur d'être, etc.

Signé : Bernard PÉDAUGÉ, propriétaire à Arrozès, canton de Garlin (Basses-Pyrénées).

Amaurose ou paralysie de la vue.

1re LETTRE.

Monsieur MOREAU,

Si j'ai tardé à vous donner des nouvelles de mon frère, c'est que je voulais attendre pour que sa guérison fût plus avancée. Il commence à voir un peu. Il distingue les moyennes lettres dans un livre, *ce qu'il n'avait pas fait depuis dix ans.* Dans la rue, il voit les maisons à plusieurs mètres de distance.....

Recevez, Monsieur, le témoignage de ma considération distinguée.

Signé : Julia GERLOT, au village du Hocquet, commune du Vigneux, par Montcornet (Aisne).

2e LETTRE DE LA MÊME PERSONNE.

Monsieur MOREAU,

Notre malade va toujours de mieux en mieux. Il commence à écrire un peu; mais comme les yeux sont encore faibles, il ne peut fixer les objets longtemps sans se fatiguer la vue. Il espère vous écrire lui-même bientôt afin de vous remercier, car je ne puis être qu'un bien faible interprète pour vous dire tous les sentiments de reconnaissance qui l'animent.....

Recevez, monsieur, etc., etc.

Signé : Julia GERLOT.

La pièce qui suit complète les deux lettres ci-dessus qui nous ont fait voir les progrès constants de l'amélioration éprouvée pendant les Applications Electro-Galvaniques.

Je soussigné, Arsène Gerlot, demeurant au Hocquet, commune de Vigneux, canton de Rozoy, département de l'Aisne,

Certifie avoir été aveugle *pendant dix ans*, ce qui était causé par une maladie que les médecins que j'ai consultés appelaient une *amaurose* ou *paralysie de la vue* ; que j'ai suivi sans succès aucun tous les traitements conseillés par ces médecins, et que je dois la guérison de ma malheureuse infirmité aux applications de l'Appareil *Électro-Galvanique* de M. Moreau, que ce médecin m'avait conseillé.

En foi de quoi j'ai délivré audit M. Moreau le présent certificat pour valoir ce que de droit, lequel j'ai écrit de ma main comme une preuve bien authentique de ma complète guérison, et pour lui donner une faible marque de ma vive et sincère reconnaissance.

Vigneux, le 8 mars 1869.

Signé : Arsène GERLOT.

Vu par nous, Maire de la commune de Vigneux, pour la légalisation de la signature du sieur Arsène Gerlot apposée ci-dessus, ce neuf mars mil huit cent soixante-neuf.

(*Cachet de la Mairie.*) (*Signature du Maire.*)

NOTA — Ce certificat dit plus que toutes les théories, et sa valeur comme preuve de l'efficacité des applications de mes Appareils Electro-Galvaniques pour la guérison de l'Amaurose ou paralysie de la vue, est une affirmation éclatante que rien ne peut contredire. C'est un résultat qui confirme une fois de plus ce fait, *incontestable aujourd'hui*, qu'on peut guérir la *cécité*, qui provient d'*une paralysie de la vue*, au moyen de mes appareils.

Pertes séminales, avec affaiblissement général.

Monsieur MOREAU,

Ayant fait usage de votre Appareil Électro-Galvanique, je m'en trouve on ne peut mieux. Je vous prie de m'en envoyer un autre, parce que le premier est usé. Je suis persuadé qu'avec un second, dans quelque temps, je serai radicalement guéri.

Je compte sur votre grande promptitude pour cet envoi. Vous vous rappelez que ma maladie consistait dans des pertes séminales et un très-grand affaiblissement général.....

Signé : Louis D..., de Lestrem-La-Fosse (Pas-de-Calais).

NOTA. — Ce genre d'affection m'oblige à taire le nom de la personne.

Goutte.

Monsieur MOREAU,

J'ai fait usage de votre Appareil Electro-Galvanique pour me guérir de la goutte dont je suis atteinte depuis de très-longues années. Mais à mon âge on ne peut guère compter sur une guérison radicale et complète. Cependant, comme le premier appareil m'a produit un soulagement qu'aucune médication n'avait pu me procurer, je viens, après trois ans, vous en demander un nouveau, et je pense trouver dans l'emploi de celui-ci le même soulagement que m'a donné le premier.....

Je vous salue affectueusement.

Signé : Femme BELLAMARE, à Ecales-Alix, par Motteville (Seine-Inférieure).

NOTA. — Cette nouvelle demande prouve suffisamment que cette dame est satisfaite du soulagement incontestable que mes appareils lui ont produit.

Paraplégie ou paralysie des jambes.

1re LETTRE.

Monsieur MOREAU,

Je viens de recevoir de mon médecin, M. Spékam, de Renwez, un de vos prospectus que vous lui avez adressé. Après l'avoir lu et avoir pris connaissance des cas de guérison qui y sont mentionnés, je viens en toute confiance réclamer votre concours pour obtenir ma guérison.

J'ai été atteint, il y a environ dix mois, d'une affection de la moelle épinière qui m'a laissé paralysé des deux jambes au bout de cinq semaines.

On m'a fait prendre des bains, et j'ai porté deux cautères sur les reins pendant cinq mois.

Depuis quatre mois, je me sers d'électricité avec un Appareil *Electro-Médical d'induction*. Dans les premiers temps que je m'en suis servi, il m'a semblé avoir remarqué un peu d'amélioration; mais ces applications ne m'ont point produit l'effet que j'en attendais, et je suis toujours paralysé des deux jambes.....

Veuillez, Monsieur, avoir l'obligeance de donner à ma femme, par écrit, vos conseils détaillés pour les applications de vos Appareils Electro-Galvaniques, car je ne puis me résoudre à rester infirme; je veux essayer de me guérir; je veux, moi aussi, faire usage de ce moyen, qui a réussi sur tant d'autres malheureux infirmes.

Recevez, Monsieur, mes salutations empressées.

Signé : TATON-DROUART, à Arreux, par Renwez (Ardennes).

—

2e LETTRE DE LA MÊME PERSONNE.

Monsieur MOREAU,

J'ai commencé à faire usage de votre Appareil Electro-Galvanique le 15 avril. A cette époque, il m'aurait été impossible de me tenir debout; mais depuis ce temps il s'est produit beaucoup d'amélioration.

J'ai commencé à marcher le 12 mai, avec l'aide de deux hommes. Quinze jours plus tard, j'ai marché à l'aide de deux gardes-corps établis tout exprès à la hauteur des bras.

Aujourd'hui, je marche encore par ce moyen; *mais je puis faire environ cent cinquante mètres de chemin sans éprouver de fatigue.*

Je pense et je crois sincèrement que je dois guérir en continuant ces applications; c'est pourquoi je vous prie de m'envoyer deux autres Appareils, car le mien est usé. Je vous envoie dans cette lettre le prix de ces nouveaux Appareils.

J'ai l'honneur de vous saluer.

Signé : TATON-DROUART, à Arreux, par Renwez (Ardennes).

Nota. — En lisant ces deux lettres, on peut juger les deux moyens employés, et par conséquent se faire une idée exacte de l'efficacité des Applications Electro-Galvaniques.

L'électricité d'induction *a échoué;*

Les Applications Electro-Galvaniques *ont réussi.*

Voilà le résultat !!! Que les intéressés en tirent les conséquences qui peuvent leur être favorables.

Coliques nerveuses, compliquées de souffrances asthmatiques.

Monsieur Moreau,

Votre Appareil Electro-Galvanique possède des propriétés surprenantes et inattaquables.

Aussitôt que j'en fais l'application à ma femme, les douleurs de ventre et d'estomac sont apaisées, et, à dix heures et demie, heure à laquelle elle éprouvait des crises affreuses qui la faisaient se tordre dans son lit, elle en est quitte pour une légère douleur qui lui paraît bien minime en comparaison de celles qu'elle éprouvait avant d'employer votre Appareil.

Il y a une amélioration incontestable qui nous donne les plus grandes espérances, car aussitôt après les applications le cerveau se dégage, *la respiration est bien plus libre,* et le sommeil vient, ce qui lui paraît bien doux.

Veuillez recevoir, Monsieur, mes salutations bien sincères.

Signé : Simonet-Galland, à Saint-Amand (Marne).

Je publie ce certificat, parce que le résultat obtenu est des plus dignes d'intérêt, et que je ne croirais pas satisfaire les témoignages de reconnaissance qui m'ont été donnés par celui qui me l'a envoyé, si je ne portais à la connaissance des lecteurs de cet ouvrage l'un des plus prompts et l'un des plus beaux exemples de guérison produit par les applications de mes Appareils Electro-galvaniques. Ce certificat est sur papier timbré, légalisé par M. le maire de Vallon, et le cachet de la mairie y est apposé.

Paralysie.

Je soussigné, Pierre Guigon, propriétaire aux Mazes, commune de Vallon, canton de Vallon, département de l'Ardèche,

Certifie qu'Anne Eldin, ma femme, ayant été atteinte, au commencement de novembre 1864, d'une attaque de paralysie qui la mit dans l'impossibilité de se servir de son bras gauche, pendant trois mois, malgré les soins assidus qui lui ont été donnés à domicile, se rendit à St-Ambroix (Gard), dans les premiers jours de février dernier, pour se faire traiter par M. le docteur Moreau, d'après son procédé électrique. Dès la première nuit d'application de l'Appareil Electro-Galvanique, elle put remuer les doigts de la main qui était paralysée ; après la seconde nuit d'application, elle put s'habiller seule le lendemain, et depuis lors elle vaque à ses travaux comme avant d'être tombée malade.

En foi de quoi j'ai délivré le présent audit M. Moreau pour valoir ce que de droit.

Vallon, le 9 mars 1865.

Signé : P. Guigon fils.

Vu pour la légalisation de la signature du sieur Guigon, apposée ci-dessus.

Vallon, le 9 mars 1865.

(Cachet de la Mairie.) *(Signature du Maire.)*

Les limites forcément restreintes de cet ouvrage, vu le cadre que je me suis tracé, et que je ne puis dépasser, m'obligent à borner à ces quelques attestations les cures qui ont pu être obtenues par l'emploi de mes appareils. Certes, il me serait bien facile d'en augmenter le nombre : je n'aurais qu'à prendre à pleines mains dans ma correspondance, qui fourmille de pareilles ; mais j'ai pensé que ces quelques citations suffiraient largement pour éclairer les intéressés dans cette question, à savoir : que l'*électricité galvanique*, et en particulier mes *Appareils Électro-Galvaniques* possèdent des propriétés curatives incontestables pour la guérison des maladies que l'électricité peut guérir.

Mais j'en ai déjà assez dit pour éveiller l'attention des personnes intéressées dans toutes ces graves et délicates questions. A elles de voir si elles veulent faire usage de mes appareils, qui, je ne saurais trop le répéter : ne produisent aucunes douleurs, n'offrent aucunes difficultés d'application, et dont tout le monde, petits ou grands, personne instruite ou personne ignorante, homme ou femme, peuvent se servir eux-mêmes, sans avoir besoin de l'aide de mains étrangères et exercées pour les appliquer.

Ces applications, du reste, se font toujours la nuit. Si elles étaient douloureuses, ce ne serait pas ce moment-là que je choisirais pour les faire faire, puisque la nuit est consacrée au repos et au sommeil. Donc ces appareils ne produisent ni douleur ni effet désagréable susceptible d'empêcher de dormir.

Pour chaque maladie, l'application de ces appareils doit nécessairement être différente.

Il y a incontestablement une manière particulière de se l'appliquer, appropriée au genre et à l'espèce de maladie qu'on veut combattre ou traiter.

Mais ceci est une affaire de détail entre le malade et moi.

Cela n'offre aucune difficulté, je le répète ; mais encore faut-il qu'on le sache.

Dans ce cas, je le demande, qui pourrait à cet égard donner de meilleur enseignement que moi, qui suis l'inventeur de ces appareils, qui les ai employés si longtemps, si souvent, et pour tant de maladies différentes ?

C'est donc à moi qu'il faut s'adresser pour avoir et l'Appareil et la manière de l'employer.

Je mettrai toujours la plus grande exactitude à répondre aux demandes qui me seront adressées.

Quant aux prix de ces appareils, *ils varient suivant leur force*.

Cette *force* est également variable, suivant la gravité et l'ancienneté de la maladie, et aussi par rapport à l'âge des malades.

Ces prix sont, suivant la force des appareils :

De 15 fr. ;
De 30 fr. ;
De 45 fr.

Les appareils sont expédiés contre un mandat de poste.

Nota. — Affranchir toutes les lettres et mettre dedans un timbre-poste de vingt-centimes si l'on veut une réponse.

Rue du Faubourg-Saint-Denis, 185,
PARIS.

Poitiers - Imp. de A. Dupré, rue Impériale 15.

www.ingramcontent.com/pod-product-compliance
Lightning Source LLC
LaVergne TN
LVHW050507160826
845677LV00003B/982